Klapsenkind

Julia Zeiss

Julia Zeiss

Klapsenkind
– Endstation Kinderpsychiatrie

Autobiografischer Roman

DeBehr

Herausgeber: Verlag DeBehr, Radeberg
Erstauflage: 2022
ISBN: 9783957539922

Klapsenkind

- Entschuldigung für diesen Ausdruck

Inhalt

Vorwort 9

ABER 11

Klapsenkind - Definition 13

Verschiedene Kliniken 18

Das Schrecklichste, was ich erlebt habe (geschlossen) 20

Das Schrägste, was ich erlebt habe (geschlossen) 26

Das Lustigste, was ich erlebt habe (geschlossen) 31

Das Schönste, was ich erlebt habe 33

Das Traurigste, was ich erlebt habe (offene) 34

Mein interessantestes Verhalten (geschlossen) 35

Das Hoffnungsvollste, was ich mir vorgenommen habe 38

So habe ich mich in der Psychiatrie gefühlt – auf den geschlossenen Stationen 39

Frage und Antwort..45

Innere Zerrissenheit.......................................49

Bin ich auch so?..51

Das ist, denke ich, anders: 52

Die offenen Bereiche der Krankenhäuser.....55

Traumakompetenzzentrum 62

Kinder- und Jugendpsychiatrie......................68

Mein eigenes Definitionsnachschlagewerk ..77

Darauf kann geachtet werden beim
Aussuchen einer Klinik: 81

Offenes Ende..84

Mehr von Julia Zeiss bei DeBehr 86

Vorwort

Band Nummer 4. Ich will etwas sagen. Es ist wichtig, dass Menschen wissen, dass eine Klinik nicht gleich eine hilfreiche Sache ist. Einerseits verstehe ich, dass ein psychiatrischer Aufenthalt bei einer komplexen Störung der Psyche, je nach Phase und Stabilitätsfaktor, sinnvoll wirken kann. Außerdem ist es ja auch richtig und verantwortungsbewusst, einem Menschen helfen zu wollen, der sich in einer psychisch labilen mentalen Krise befindet.

Ein Krankenhaus gibt es ja auch nicht ohne Grund. Also kurz und knapp: Ich bin kein Anti-Klinik-Schreiber. Das soll nicht mein Ziel sein, wenn ich darüber berichte. Was mir aber im Fokus liegt, ist, was Menschen nicht wissen. Wie kann jemand wissen, wie es mir helfen würde, mich einzusperren, wenn dieser andere keinen blassen Schimmer hat, was dort für schreckliche Dinge zu erleben sind.

Auch ein stationärer Klinikaufenthalt kann

sich negativ ins Gedächtnis einprägen. Er kann dazu beitragen, sich selbst infrage zu stellen. Und wer fragt dich, wie es dir dort geht? Wenn ich sagen würde, wie ich mich gefühlt habe, dann schickt mich bestimmt keiner mehr freiwillig dorthin. Es tut mir weh, wenn ich wieder in eine Psychiatrie gehe!
Es hab aber auch Momente, wo es wichtig war, in Behandlung geschickt zu werden. Zum Beispiel als ich fünf Glasscherben verschluckt hatte. Erst die Ärztin im Krankenhaus machte mir die Ernsthaftigkeit der Lage, in welcher ich mich befunden hatte klar und die Gefährlichkeit der Situation bewusst.

ABER

Jetzt will ich mal gehört werden. Aus leider eigener Lebenserfahrung habe ich schon ein paar Klinik-Aufenthalte hinter mir. Manchmal waren diese hilfreich. Und oft war ich verstörter, nachdem ich wieder frei war. Ich bin wohl in zwei geteilt in meiner Stellungnahme.
Eigentlich weiß es jeder Laie. Es heißt, beschützende Station, statt eingesperrt werden. Man nennt es auch entlassen werden, statt wieder frei sein. Mir ist es aus irgendeinem Grund relevant, beides mal zu untersuchen. Analyse über Patientin Julia Zeiss. Durch meine Schreibgewandtheit füllen sich die Zeilen sicher schnell. Auch so rede ich viel und gerne. Genauso wie ich alles zerdenke oder gar nicht erst mein Gehirn einschalte. Das ist aber alles gut, weil, so bekomme ich viele lesbare Wörter zusammen.

Für irgendetwas muss es doch gut gewesen

sein, eine Klapse von innen kennengelernt zu haben? Als stiller Beobachter habe ich alle Eindrücke aufgenommen. Habe sie in mir behalten und spüre diese unterdrückte Wut in mir aufsteigen. Schreiben klappt bei mir besser, wenn ich noch Dinge verarbeiten und sortieren muss. Ich kann es akzeptieren, dass sich mein Lebensweg so gestaltet hat. Als Lebenslauf könnte ich es ja auch mal vorlegen. Da würden erschreckend lustige, schockierende Geschichten bei rumkommen. Ich fühle mich mittlerweile nicht nur wie ein Klapsenkind. Ich bin auch noch eines. Mir ist noch unklar, weshalb ich den Ausdruck – Klapsenkind – verwende? Gehe ich einfach mal näher darauf ein.

Es ist ein Samstag. Wir haben Corona.
Und wieso verarbeite ich nicht einfach mal diese Erinnerungen?

Klapsenkind - Definition

Ich war ein Kind und war in der Klapse!
In so einem Krankenhaus sind Mitgefühl und Empathie eine enorme Grundvoraussetzung, um sich in einen Menschen hineinzufühlen. Bei jemanden zu sein. Ihn mit bestimmten Medikamenten oder Heilverfahren genesen zu lassen.
Als ich mich mit 13 Jahren zum ersten Mal in einer Psychiatrie befand, waren dort nette Personen. Keiner wollte mir etwas Böses antun. Nur die innere Erschütterung, die ich in mir trug, war so groß. Eine für mich unbegreifbare Sache.
Ich denke, es ist dieser Zwiespalt. Auf der einen Seite habe ich gespürt, diese Menschen sind souverän und machen ihren Job. Auf der anderen Seite war es aber auch immer ein Abblocken. Ich habe dort bestimmt schon niemanden mehr an mich herangelassen. Es gab gar kein Durchdringen, dass Mitgefühl bei mir ankommen kann. Ist bis heute so, um mal eben ein auf

Seelenstriptease zu machen. Als Kind/Teenager habe ich das Ausmaß noch gar nicht begriffen, was mit mir dort passiert. Vollgestopft mit vielen bunten Pillen. Unter Gleichaltrigen. Wir haben uns gegenseitig dazu gebracht, uns ständig zu verletzen. Dem einen ging es schlechter als dem anderen.

Erst habe ich mein Zuhause verloren, dann meine Mama. Dann war ich bei fremden Leuten untergebracht, die sich Pflegeeltern nennen. Und dann bin ich in einem fraglich sehr labilen Zustand weggekommen. Wenn man sich dann nicht wie der letzte Dreck fühlt, dann später. Keiner will mich haben. Die einen verliert man. Der andere nimmt dich. Gibt dich wieder ab. Nimmt dich wieder. Häh. Verwirrung – auch in meinem Kopf? Und auch schon in deinem?

Gibt es eigentlich nichts Beständiges im Leben?

Nachteile, in der Klinik

Oft trifft man auf sehr labile Menschen, wo einem der Umgang nicht guttut.

Seelenstriptease – es werden einem sehr viele Fragen gestellt und bei mehreren Aufenthalten kann man alles noch mal erzählen, und je mehr Kliniken, desto mehr Berichte und verbreitete Informationen.

Manchmal bekommt man einfach Diagnosen, damit die Kosten von den Kassen getragen werden.

Manchmal sieht man schockierende Sachen, wie einen Menschen am Bett festgebunden.

Manchmal hört man viele weinen und schreien.

Nicht überall gibt es Raum für Privatsphäre – Badezimmertüren lassen sich nicht zuschließen, meistens sind es gemischte Stationen.

Man muss gut auf seine Sachen aufpassen, weil manchmal geklaut wird.

Man ist angewiesen und abhängig von den Pflegern – wenig eigene Entscheidungsmöglichkeiten.
Nicht immer sind Pfleger/innen so verständnisvoll, man muss aufpassen, wie man sich verhält.

?! x Vorteile, um in eine Klinik zu gehen

Man braucht nicht selber zu kochen.
Möglicherweise sind gute Psychologen und Ärzte dort.
Diagnose als Klarheit für sich – es kann helfen, um sich besser zu verstehen.
Es kann als eigner Fluchtweg gut sein – Abstand zum Alltag.
Kurzfristig als Schutz, vor sich selbst oder anderen.
Auf der Geschlossenen kann man den ganzen Tag schlafen – vorausgesetzt man schläft gerne und kann es auch.
Man kommt mit anderen Betroffenen

leicht ins Gespräch.
Je nachdem wo man ist, gibt es Gruppentherapie und tolle Angebote (kreative Sachen, Sport, Freizeit, einen geregelten Alltag).
Es ist eine sehr verantwortungsvolle Entscheidung, sich helfen zu lassen.

Ein Vorteil ist es, wenn man sich für psychische Störungen interessiert, kann man sehr viel hautnah erleben, sehen, nachfragen, verstehen oder einfach abgeschreckt sein.
Ein Nachteil ist es aber, wenn man zum Hypochonder wird und sich so intensiv bewertet, dass man sich einredet, etwas zu haben, was man gar nicht hat.

Verschiedene Kliniken

Worauf ich unbedingt eingehen will, dass nicht jede Klinik gleich ist. In der einen fühlt man sich wohler als in der anderen. Ich selbst war bisher in 5 verschiedenen. Um Erfahrungswerte preiszugeben, ist es noch recht wenig. Aber ich kann zumindest Ausschnitte davon berichten, wie es mir wo wie ging.
Im Idealfall findet man für sich selbst eine Selbsthilfe-Strategie.

1. Kinder- und Jugendpsychiatrie – im Alter von 13 Jahren
2. Kinder- und Jugendpsychiatrie geschlossen – im Alter von 13 Jahren
3. Erwachsenen Station – im Alter von 19 Jahren (offene und geschlossene Stationen)
4. Erwachsenen Station – von 19 – 25 Jahren (mehrere kurze Aufenthalte, auf der offenen und geschlossenen)
5. Suchtrehaklinik – mit 22 Jahren (3

Monate)

6. Erwachsenen-Station weit weg – mit 24 und 25 Jahren

So, ich habe genug von Krankenhäusern. Es ist zwar nicht eine unendlich lange Liste, wo ich mal war, aber ein Anfang. Und es ist auch egal, wie oft man eingewiesen worden ist. Das prägt sich schon ein, auch ein einziger Aufenthalt kann positive oder negative Ergebnisse zeigen.

Das Schrecklichste, was ich erlebt habe (geschlossen)

Mal überlegen. Insgesamt waren einige schlimme Momente dabei, in denen ich mich unwohl gefühlt habe. Was mich aber am meisten mitgenommen hat, war eins.
Da habe ich bis heute noch panische Angst davor, obwohl ich es nur gesehen habe.
Ich war noch nicht oft in der Klinik gewesen, aber schon volljährig. Ganz genau erinnere ich mich nicht mehr. Ich war auf der geschlossenen Station und dort waren sehr viele Leute, die durchgedreht sind. Eine Frau lief die ganze Zeit mit ihrem Koffer hin und her. Stand bei den zugesperrten Türen und wollte raus. Sie tat niemanden etwas zuleide. Sie war eigentlich ganz friedlich. Die Pfleger appellierten an sie: „Bringen sie mal ihren Koffer ins Zimmer!" Doch die Frau weigerte sich und lief weiter auf und ab. Und weinte und ihr war die Verzweiflung echt anzusehen. Einige Zeit später war sie mit den Pflegern ver-

schwunden. Daraufhin sah ich sie zurückgeschoben. An ein Fixierbett gebunden. Ich verstand die Welt nicht mehr und wunderte mich, warum diese Frau angebunden wurde. Ein Pfleger sagte nebenbei: „Schauen Sie bitte weg!"
Ist ja auch klar, dass es keine Zirkusvorstellung ist. Das war ein dummer Zufall, dass ich das mitbekommen habe.
In einem anderen Zimmer hat die ganze Zeit ein Mann geschrien. Auch dieser wurde festgebunden.
Das ist Alltag dort. Aber zu viel für mich gewesen. Ich war schon still und habe mich einfach gar nichts mehr getraut. Und den Leuten soll man sich anvertrauen können, wenn diese einen im selben Moment wehtun.
Das ist meine größte Angst dort. Die beste Strategie war bei mir: Falle nicht auf! Sei so still wie möglich! Vertraue niemandem hier! Halte dich an Regeln! Und sage denen, was die hören wollen! Das Prinzip hat funktioniert und ist ein eingespielter

Selbstläufer geworden, wenn es um Kliniken geht. So doll Angst habe ich.

Die andere Situation war kurz nach meinem Suizidversuch mit 19 Jahren. Intoxidiert mit Alkohol, Cannabis und rund 80 verschiedenen Tabletten, die ich am 10. Juli 2015 schluckte, wurde ich, nicht mehr ansprechbar auf der Straße liegend, von Passanten aufgefunden. Sie riefen einen Krankenwagen und ich kam ins Krankenhaus. Ich würde behaupten, dass ich kurzzeitig im Koma lag. Oder die Gefahr bestand. Ich habe mich einfach in den Tod fallen lassen wollen. Mich umbringen zu wollen, war die Erleichterung von all dem Schmerz, der mir innerlich so wehtat. Ich hätte bei Mama sein können.
Ich wachte nach einem heftigen Albtraum auf. Vielleicht war es so eine Art Nahtoderfahrung. Weiß ich nicht. Ich kam zu mir. Ich kämpfte und rang um mein Leben. Ich erbrach die ganzen Anti-Depressiva-Tabletten und hörte eine Ärztin reden. Ihr

mache das Opipramol Sorgen. Keine Ahnung was ich alles an Gegenmedikamenten bekam. Am nächsten Tag lag ich noch auf der Intensivstation. Eine Freundin und mein Bruder waren bei mir. Die Ärzte fragten mich: „War es ein Suizidversuch?" Ich bejahte das und kam in die geschlossene Klinik.

Dort war ich einige Zeit. Alle waren erleichtert, dass ich noch am Leben war.

Bei meiner guten Mitarbeit gelang es mir, dass ich auf die offene Station konnte. Ich bekam noch einiges an Tavor. Ich wurde vollgestopft mit Tabletten. Ich hatte, mit Absprachen, mehr Freiraum. Ich bekam sogar Therapiegespräche. Dort begann ich über den Vorfall zu reden. Dass ich vor dem Suizidversuch ein paar Wochen zuvor von einem fremden Mann angefasst worden bin. Ich denke, das hat nur das Fass zum Überlaufen gebracht, zu den Sachen, die mich vorher schon belastet haben. Wie die emotionale Misshandlung in der Pflegefamilie. Und die aktuelle Lage. In einem

Gespräch fragte ich, ob ein ärztlich assistierter Suizid für mich nicht besser wäre. Für die Aussage nahm mich die Ärztin und Psychologin und auf der anderen Seite hielt mich eine Pflegerin fest. Ich hörte nämlich nicht mehr auf zu weinen, nachdem mir nach meiner selten dummen Frage geantwortet wurde, ich käme für ein paar Tage zum Eigenschutz auf eine sichere Station. Da habe ich mich so gewehrt. Ich wollte nicht eingesperrt werden. Es zerbrach wieder ein Stück an meinem Weltvertrauen. Weinend und schreiend gaben mich die beiden Personen ab. Die Ärztin sagte dort: „Geben wir Ihnen erst mal eine Tavor!" Statt dass sich jemand mit mir und meinem Problem beschäftigte, saß ich dort fest. Unverstanden und weinend saß ich vor den verschlossenen Türen. Ich war noch nicht abgehärtet genug, dass ich damit souverän hätte umgehen können. Meine Hoffnung auf Hilfe zerbrach. Ich fiel in die Rolle zu sagen, was alle von mir hören wollten und blieb einsam in mir alleine. Ist doch eh keiner für mich da. Ich bin ganz alleine auf der Welt.

Noch eine andere Sache, die sehr schrecklich für mich gewesen ist. Das kam später erst. Ein paar weitere Behandlungen hatte ich schon hinter mir. Das war erst nachdem ich aufgehört hatte, eine Hure zu sein. Manche Männer lernte ich im Puff kennen. Und einen davon traf ich als Arzt wieder. Mir war das so unangenehm. Im Behandlungszimmer saß er dann vor mir. Es waren auch noch weitere Personen im Raum. Seine Worte waren: „Wir kennen uns. Und das ziemlich gut!" Ein Moment voller Scham und ein Wiedersehen, worauf ich gerne verzichtet hätte. Ich mied jeglichen Kontakt, um ihn und mich nicht zu sehr an die intimen Dinge zu erinnern. Ich wusste, dass ich ihn kannte und mit ihm geschlafen hatte. Kann mich aber nicht erinnern, was passiert ist. Alles verdrängt. Wie gesagt, manche Männer lernte ich im Puff kennen.

Das Schrägste, was ich erlebt habe (geschlossen)

Ich war auf der geschlossenen Station. Ich war in einem Zimmer, wo zwei oder drei weitere Frauen mit mir waren. Einmal saß ich alleine im Zimmer und träumte vor Langeweile vor mich hin. Plötzlich kam eine von meinen Zimmernachbarinnen herein und legte sich aufs Bett. Sie fing an, sich anzufassen, zog sich aus und fing an zu masturbieren. Sie stöhnte und nahm mich gar nicht wahr. Oder sie blendete aus, dass ich auch noch da bin. Ich war ein bisschen verwirrt.

Es gibt keine Privatsphäre. Wenn man sich also in Lustnot befindet, dann kann man sich aussuchen, seine Sexualität zu teilen, mit der Gefahr andere belästigen zu können. Oder man sucht sich andere Ventile. Es ist wichtig, auch solche Sachen anzusprechen, weil, was sollen Patienten machen, die mit Beschluss zum Beispiel ein halbes Jahr eingesperrt sind? Sollen die auf

Sex verzichten, obwohl es ein gesunder Vorgang im Körper ist?

Eine andere schräge Sache ging aus einer Geschichte hervor. Oft gesellt man sich automatisch zu jemandem. Seelenstriptease untereinander. So habe ich mich einmal draußen auf den kleinen Wintergarten gesetzt. Natürlich gesichert mit Panzerglas und Gitterstäben. Ein Mann setzte sich auf den Stuhl neben mich. Er zögerte nicht lange und fragte mich alles aus. Später redete er über sich. So erzählte er mir von seinen Wahnzuständen und dass er sich nackt draußen auszog. Er lief irgendwo nackt herum, wurde von der Polizei eingesammelt und kam in die Psychiatrie, weil er dachte, er sei Gott. Und was fange ich mit solchen Informationen an? Will ich so etwas überhaupt wissen? Ich bin kein Psychologe. Na, zumindest noch nicht.

Überall trifft man auf irgendeinen Patienten, mehr oder weniger bei Sinnen. Alle schauen einen mit riesigen Augen an. Manche starren einfach den ganzen Tag ins Leere. Andere wiederum schreien. Einige sabbern vor sich hin. Und ein paar können auch echt gefährlich sein. Also wirklich, an einem sicheren Ort befinde ich mich dort nicht. Oder soll ich es toll finden, wenn ich jederzeit der Gefahr ausgesetzt bin, angegriffen zu werden? Warum soll ich denn da noch hin?

Was soll mir wirklich weiter helfen, wenn ich dort keine kontinuierliche Therapie habe, keine positiven Vorbilder, von denen ich mir etwas Sinnvolles abschauen kann. Es wird mir stattdessen immer Vertrauen und Sicherheit genommen, die Welt als tollen Ort zum Leben wahrzunehmen. Ich bin vegetiert zum Paranoiden. Und schlage unvorsichtig wild um mich herum mit Diagnosen.

So gab es bei meinem vorletzten Aufenthalt eine schräge Momentaufnahme. Erst kam ich wegen Corona ins Wohnzimmer mit einem Fernseher. Das war wie im 3-

Sterne-Hotel. Alleine für mich. Zwei Tage lang. Dann war der Traum aus. Ich kam in ein Doppelzimmer und wurde regelrecht tyrannisiert von meiner Nachbarin. Sie unterstellte mir, hochsensibel auf ihre Telefonate zu reagieren, obwohl ich einfach nur leise war und müde. Sie kam ohne Distanzgefühl auf mich zu. Einmal wollte sie, dass ich ihr ins Essen spucke. Sie meinte, dass meine Spucke auch gut für eine Wunde an ihrer Hand sei. Ich weigerte mich, weil ich normalerweise keine Menschen anspucke.

Sie drehte komplett durch, sodass ich nicht mal mehr in das Zimmer durfte. Sie drohte mir mit Schlägen. Ich schaltete die Pfleger ein. Ich kam zu zwei anderen ins Zimmer. Mit einer ablehnenden Begrüßung wurde ich abgelehnt aufgenommen. Toll! Ich hielt eine Woche lang meinen Mund, ging nicht duschen, zog mich nirgendwo um. Stattdessen schnitt ich mir Wunden, mit einem zerbrochenen Teelöffel, in die Brüste, und versuchte, die Wunden mit Asche und Salz zu entzünden, damit ich zur Not mit einer Blutvergiftung in ein normales Krankenhaus verlegt werden könnte.

Lohnte sich allerdings nicht, weil ich alles dafür tat, so schnell wie möglich nach Hause zu können. Mit triefend fettigen Haaren konnte ich nach 5 Tagen wieder gehen. Ich ging verstörter und unsicherer zurück nach Hause. Ich habe mich einfach auch so verstört verhalten, wie das dort alle taten, um einerseits ein unangenehmes Gefühl zu verdrängen. Ich wurde weggeschickt in die Klinik. Mich mag keiner mehr. Mich will keiner haben. Sehr subjektiv und emotional von mir bewertet. Andererseits habe ich mich den abstrusen Umständen angepasst, um ein Gefühl von Dazugehörigkeit herzustellen. Weil was fühlt sich schmerzhafter an, als sich ungewollt und fehl am Platz zu fühlen? Das wollte ich nicht fühlen, dann baue ich lieber den Scheiß, den andere mir vormachen.

Das Lustigste, was ich erlebt habe (geschlossen)

Es war ein Aufenthalt, wo ich mit mehreren im Zimmer war. Auf der Station waren wie immer sehr viele verrückt zu werdende Leute. Eine Person davon war in einem anderen Zimmer untergebracht. Sie war ganz cool drauf. Sie war klein, zierlich, hatte eine Fehlstellung der Beine und Arme. Sie brauchte einen Rollator zum Laufen. Das hat sie aber nicht davon abgehalten, in das Zimmer zu gehen, wo ich auch drinnen war. Das Lustige war, dass sie meine Schuhe so toll fand. Wahrscheinlich mochte sie mich wohl auch etwas. Weil ich bestimmt von keinem die Schuhe klauen würde, den ich nicht mag. Na so ging das ein paar Tage lang. Immer wenn ich meine Schuhe anziehen wollte, waren sie verschwunden. Ich konnte aber nicht sauer auf sie sein, weil ich es eher lustig fand. Wer klaut denn Schuhe? Sie. Aber das war auch lustig, weil meine Schuhe ja echt toll waren. Ein Kompliment an meine Schuhe. Sie mochte wohl meinen Geschmack.

Das Schönste, was ich erlebt habe

Es gab Aufenthalte, bei denen ich sehr nette Menschen kennengelernt habe.

Es waren schöne Augenblicke, in denen ich mit ihnen reden konnte und wir uns gegenseitig verstanden haben. Das nahm mir oft die Einsamkeit.

Eine Mitpatientin hatte mir auch extrem heftige Sachen erzählt. Sie hatte auch ein Buch. Es tut mir leid, dass sie es nicht mehr hat.

Sie war meine beste Klinikfreundin.

Und ich konnte ihr nicht helfen.

Das Traurigste, was ich erlebt habe (offene)

Nach dem Suizidversuch war ich im Sommer in der Klinik. Da ich Geburtstag hatte, blieb mir nicht viel über und ich feierte meinen Geburtstag in der Klinik. Zweimal war ich an meinem Geburtstag in der Klinik. Da endete ich dann. Ich fand es sehr traurig, weil ich mir das alles ein wenig anders vorgestellt habe.

Mein interessantestes Verhalten (geschlossen)

Das kann ich noch mit einbringen. Bestimmt denken jetzt alle, dass ich wirklich echt verrückt sein muss. Ist mir aber egal. Nicht bei jedem Aufenthalt verhielt ich mich angemessen. Fragt sich nur, ob ich mich bei diesem wirklich verrückt verhielt. Von den Symptomen passte ich ja super ins Bild. Zu der Zeit ging es mir zu Hause eigentlich ganz gut. Ambulant machte ich eine Therapie. Wir gingen auch an das Trauma wegen meiner Mama heran. Somit löste es wohl eine Traumareaktion aus. Ich fing mit 23 Jahren plötzlich wieder an zu spielen. Ich schrieb viele Sachen. Habe alles erfunden und ging Entwicklungsschritte deutlich zurück. Aber ich hatte nicht das Gefühl, dass es mir damit nicht gut ging. Ich hatte mehr den Eindruck, dass ich ich selbst sein konnte.

Durch eine Unangepasstheit zu Hause und nach den Vorfällen, dass ich Gläser kaputt

geworfen habe, kam ich weg.
In der Klinik verlor ich meine Sicherheit. Es hat mich kaputtgemacht. Der Aufenthalt war der beschissenste, den ich mitmachte. Ich hatte endlich eine Sicherheit in mir selbst gefunden und ich kam weg. Mich und mein Verhalten zu erklären, war aber auch echt komplex. Und meine Launen waren ein extremes Auf und Ab.
In der Klinik hatte ich Gespräche und nach einem malte ich Wände an. Ich durfte es auch wegmachen. Beim Frühstück spielte ich auf dem Boden. Mein Kuscheltier saß vor mir und ich spielte damit wie ein Kind? Der Unterschied ist nur, dass ich erwachsen bin. Ein sehr interessantes Verhalten. Weil ich mich sonst immer angepasst und leise gezeigt habe.
Ich reagierte mit heftigen Provokationen auf alles. Ich entließ mich aber nach ein paar Tagen selber. So stand ich draußen alleine da. Mit dem Zug fuhr ich heim. Meine aufgebaute Sicherheit gab es nicht mehr. Immer wurde ich weggeschickt.

Dass daraus Unsicherheiten entstehen, ist ja wohl logisch.
Und kein abstruses Verhalten entsteht ohne Grund. Es gibt Ursachen.

Ich war nicht mehr glücklich, als ich zurück war. Weil dann hätte es mir schon bewiesen werden können, dass ich irgendwo einen Halt habe, aber ich bekomme doch nur Ablehnung zu spüren. Ich bin halt ein Klapsenkind. Ich wollte nicht weg.

Das Hoffnungsvollste, was ich mir vorgenommen habe

Nach meiner letzten stationären Behandlung habe ich mir dort schon vorgenommen, die nächsten 4 Jahre nicht mehr in ein Krankenhaus zu müssen. Es sei denn, ich habe ein körperliches Problem oder einen Unfall. Da würde ich mich nicht weigern. 4 Jahre fand ich realistisch. 2 Jahre sind zu wenig und 5 eine krumme Zahl.
Also die nächsten 4 Jahre erst mal. Mal sehen, ob das klappt. Aber ich habe Hoffnung und einen Willen, weil ich therapiemüde bin. Mein Ziel ist es erst mal, am Leben teilzunehmen. Aber nicht weiter unter solchen Bedingungen, mindestens einmal im Jahr eingesperrt zu werden. Das mach ich nicht mehr mit. Ich sage Nein.

So habe ich mich in der Psychiatrie gefühlt – auf den geschlossenen Stationen

Nach mehreren Aufenthalten weiß ich ja schon ein bisschen. Im Normalfall lief es immer recht ähnlich ab. Ich habe mich in einer Situation befunden, in der entweder ich selbst oder mehrere Außenstehende nicht mehr weiter wussten. Vermutlich hätte es auch andere Lösungen gegeben, aber es war halt so. In beiden Fällen kam ich weg. Entweder weil ich es wollte oder mir dazu geraten wurde.
Nun ja. Es hinterlässt halt seine Spuren. Ich kann nicht sagen, dass ich es einfach so weggesteckt habe. Ich wurde meistens mit einem Krankenwagen abgeholt und kam dort an. Das gesamte Spektakel vorweg, trägt dazu bei, dass ich immer denke: „Mich will keiner haben, aber die nehmen mich auf. Die Klapse, da gehöre ich ja schließlich hin!" Also, es trägt nicht viel zur Selbstwertsteigerung bei.

Dort bei der Aufnahme werden schon sehr viele Sachen gefragt. Analyse über die Patientin. Mit Begleitschutz wird man dann zugewiesen, wo man hinkommt. Je nachdem wo noch Plätze frei sind. Einmal kam ich ins Überwachungszimmer, weil kein anderes Zimmer mehr frei war. Das war eigentlich ganz lustig, weil ich mich mit einer anderen Mitpatientin zusammengetan habe und wir die Pfleger öfter mal provoziert haben. Klingt ganz nach einer Krise.

Ich denke, oft wurde ich einfach mehr zur Vorsicht weggebracht, als dass ich ganz schlimm gefährdet war. So als wäre ich ein Paket, was andere hin und her schicken.

Wenn die festen Türen der Station zufielen, war es immer so ein Schreck. Ein wenig so, wie wenn man sich von zu Hause z. B. ausgesperrt hat. Eine Hilflosigkeit macht sich breit. Und das Gefühl, keine Chance zu haben. Entweder resigniert man komplett, so wie ich es getan habe. Innerlich zumindest. Oder man geht dagegen an. Da muss man sich bloß überlegen, wer hef-

tigere Mittel zum kämpfen hat.
Am meist noch selben Tag finden Arztuntersuchungen statt. Arztgespräche und wenn ein Psychologe dort ist, kann man denen noch mehr erzählen.
Es wird echt keine Frage ausgelassen. Wenn man nicht geübt ist, sich gut davon abgrenzen zu können, ist man ausgeliefert. So als wäre ich zum Lexikon geworden. Zumindest fühlt es sich anstrengend an, immer wieder zu sagen: „Meine Mama ist tot. Ich war in einer Pflegefamilie, dann war das so und so und so!" Ich kann das erzählen, aber es sind ja ganz private Erlebnisse und immer ein fremder Mensch, der da vor einem sitzt. Diese Angaben sind ja auch echt wichtig.

Ich bin wohl ein Mathematikbuch zum Studieren. Die zählen mein Verhalten und das was ich erzählt habe zusammen und wüssten wohl mehr als ich. Das Gefühl, das die mir überlegen sind. Und anhand dieser Angaben bekommt man so Diagnosen. 1 und 1 kann kreativ gesehen wirklich 5 ergeben, wenn man Glück hat, dann können die Ärzte auch rechnen. Und die wollen mich kennen. An sich ist man nichts weiter als Patient Nummer 803.99 oder so was. Klingt zwar hart, aber ist so. Weil es sind so viele Menschen, die sich in Krisen befinden können und selbst keinen Weg mehr da raus finden.

Der Alltag auf Station läuft recht simpel ab. Morgens um 6:30 Uhr wird man kurz geweckt. Man soll aufstehen und im besten Fall ordentlich aussehen. Wobei es eine Nebensache ist. Es fällt nicht mal auf, wenn man da ein paar Wochen nicht duschen geht. Es gibt auch ekelige Situationen dort. Und einen gelben Raucherraum. Geht man da einmal rein, dann stinkt man, als wäre man selbst eine qualmende Zigarette. Frühstück gibt es um 7:30 Uhr. Danach oder manchmal auch vorher Routineuntersuchungen, wie Blutdruckmessen, Blutabnahmen, Wiegen etc. Einmal wurde mein Puls gelobt, weil der so ausgeglichenen war. Da war ich stolz auf meinen Puls. Und sonst ist nichts weiter los. Den gesamten Vormittag befindet man sich in Mehrbettzimmern, wenn man Glück hat, dann hat man nette Zimmernachbarn. Ansonsten kann man sich aussuchen, ob man auf den Fluren herumschwirrt oder im Zimmer bleibt. Nach draußen darf man erst nach Absprache. Um 11:30 Uhr gibt es Mittagessen, wenn man will. Und bis zum Nachmittag kann man im Zimmer bleiben oder auf dem Flur. Dann halt Kaffeezeit um 14:30 Uhr und um 17:30 Uhr Abendessen. Und zwischen den Zeiten soll ich dann nicht durchdrehen, wenn die ganze Zeit Menschen um mich sind, die den Knall weg haben?

Das zum Thema, ich komme verstörter nach Hause, als ich reingegangen bin. Mir fällt es schwer, die Eindrücke, die ich dort aufnehme, von mir fernzuhalten. Ich fühle mich extrem beeinflusst. Erst wenn man wieder draußen ist, merke ich meist, dass ich erschöpft bin. Wie kann ich unter solchen Umständen selber eine eigene Krise überwinden? Eine Gegenfrage: „Wie können Außenstehende mich aushalten, wenn ich psychisch labil bin?" Vielleicht gibt es doch Grenzen, dass wenige Leute sich solche tiefen Abgründe anschauen können. Darum werde ich weggegeben. Das Ergebnis: Das Problem verdränge ich. Es ist wie eine Erkältung, die ich verschleppe. Es kommt immer mehr Stress dazu. Und ich kann den Stress nicht abbauen. Suche Ventile und schade mir möglicherweise eh wieder selber.

Die Verzweiflung in mir wächst und wächst. Weil ich mich wohl mit meinen Gefühlen nicht aushalten kann und deswegen halten mich andere auch nicht aus oder so? Das klingt so, als wäre ich selber schuld daran. Bin ich aber nicht. Was kann ich denn dafür, wenn mich keiner versteht?

Frage und Antwort

Welche Hilfe ist für wen die hilfreichste? Nicht jede Hilfestellung ist für jeden gleich das Passende. Wenn ich für mich klar habe, dass mir ein Anti-Depressiva nicht hilft, dann kann es aber bei jemand anderem Wunder wirken.

Das ist ja auch lustig beziehungsweise suchtfördernd. Ich kann in einer Klinik so viele Pillen bekommen, wie ich will. Ich gehe mal davon aus, dass Suchtdelikte auf geschlossenen Stationen einen wunderbaren Nährboden haben. Kenne ich auch, weil ich zwei Monate am Stück Tavor bekommen habe und erst recht richtig depressiv geworden bin, als die Tabletten abgesetzt worden sind. Und hat das jemanden interessiert, wie beschissen es mir ging? Nö! Und warum gibt man mir den Scheiß dann? Zwar mit Einwilligung, aber ich glaube. Nein. Ich bin mir sehr sicher. Es sind nicht genügend Psychologen für einen da. Und ein definitives Ungleichgewicht an

Patienten und individueller Hilfe, sodass Probleme einfach verlagert werden.

Wichtig ist wohl, wenn ich lernen könnte, wie ich wieder Vertrauen fassen kann.

Wie kann man sich am besten helfen lassen?
Ich denke, je nach Klinik gibt es verschiedene Angebote. Auf den geschlossenen ist es zur Krisenintervention. Von mir aus lieber: Zur Krisenverlagerung! Da kann man die Zeit am besten überstehen, wenn man sich nicht wehrt. Ich akzeptiere quasi, dass ich eingesperrt bin. Ich bin mir bewusst, wo ich mich befinde. Und ich tue, was alle von mir wollen. Ich sage nichts, verhalte mich ruhig und habe mein Pokerface auf. Toll. Auf den offenen Stationen sieht es leichter aus. Da kann ich Hilfe bekommen, wenn ich kompetente Menschen da habe, die mir Gespräche anbieten, wenn ich pünktlich und zuverlässig an Therapieangeboten teilnehme und mich an Abspra-

chen halte. Das kann aber nicht nur von mir aus kommen. Was hilfreich ist, wenn ich von den Leuten, die „Ahnung" haben sollten, mich auch da abholen, wo ich stehe. Und mir Herausforderungen geben, an denen ich wachsen kann. Dann kann ich ein Gefühl von Stolz aufbauen und es stärkt das Selbstbewusstsein. Aber es liegt wiederum an mir selbst, das auch mitzuteilen. Da fangen wohl die meisten Missverständnisse an. Teile ich das nicht mit oder ich bin nicht in der Lage dazu, dann führt das zu Misserfolgen.

Ich denke, am besten kann ich mir helfen lassen, wenn ich weiß, was mein Problem ist, Menschen mit Herz und Ahnung vor Ort habe und mich nicht wehre, was nicht heißt, nicht mehr Nein zu sagen. Oder auch mal anderer Meinung zu sein. Und wenn ich aufhöre, den Kram, der mich „belastet", in mich hineinzufressen oder permanent den Rahmen zu sprengen.

Es ist auch schön, wenn man sich in einer Klinik wohlfühlt. Wenn das Angebot zu

einem passt und die Chemie stimmt.
Wie kann ich mir am besten selber helfen?
Bei mir ist der emotionale Bereich wichtiger als der, wo ich reflektierte Wörter zurecht schreibe. Ich schreibe das auf und verletze mich im nächsten Moment selber. Das liegt aber daran, dass mein Vertrauen zu anderen Menschen zerbrochen ist.
Woher soll ich das noch können?
Keine Hilfe hilft, wenn keine Grundlage geschaffen ist. Wenn ich mich fremd und einsam in einer geschlossenen Klinik fühle, wie soll ich eine Motivation gewinnen, an mir zu arbeiten? Es gibt die Motivation, natürlich nicht so zu werden, wie die Leute, die man dort sieht. Aber an wen und was soll ich mir ein besseres Beispiel nehmen? Die Rückfallquote ist hoch. Ich bin ein Psychoobjekt!

Innere Zerrissenheit

Das denke ich wirklich. Ich will nie wieder in ein Krankenhaus. Ich habe genug davon, den Stempel auf der Stirn kleben zu haben: „Ich bin krank!" Ich fühle mich wie ein Psychoobjekt und nicht wie ein Mensch. Ich habe es so satt, das zu sagen, was andere immer von mir hören wollen. Mir ging es nicht gut auf den geschlossenen Stationen. Ich will den Kram nicht weiter in mich hineinfressen. Aber wer hört mir zu? Zumindest können es andere lesen!

Klapsenkind. Verwirrt. Und zerrissen. Und verzweifelt. Hoffnungslos.
Den Rückblick s. o. finde ich es schon viel an Aufenthalten. Es gibt auch deutlich höhere Zahlen von anderen Patienten. Aber für mich reicht es. Habe ich nichts Besseres zu tun als 1 x im Jahr in einer Klinik zu sein? Mir wurde mal als Scherz von einer anderen Patientin gesagt: „Ich könnte ja mal eine Krankenhaus-Flatrate buchen!"

Ich kenne eine Person, die mit veröffentlicht werden will. Sie hat mir mal so etwas Süßes aufgeschrieben, dass ich es mit aufschreiben wollte.

Hallo Julia!
Du eigenartiges Wesen, auf diesem Planeten.
Wie bist du bloß hierhergekommen? Per Schiff, Flugzeug. Eisenbahn, Auto, Raumschiff, Motorrad, Fahrrad?
Ist ja auch egal, nun bist du nun mal hier.
Und wir müssen uns damit abfinden.
Ich muss aber erwähnen, ich bin froh darüber.

Bin ich auch so?

Wenn ich zurück war, habe ich mich schon oft gefragt, ob ich auch so schlimm bin, wie die Menschen, die ich da gesehen habe. Ich habe mich infrage gestellt, weil ich von außen immer das Gefühl aufgenommen habe, dass ich krank bin. Mir wurde das auch schon öfter mal gesagt. Aber nie mit mir ausdiskutiert. Irgendwie hat es mich schon verletzt.
Was macht mich denn so krank?
Bin ich krank, weil ich ständig rot im Gesicht werde, wenn ich etwas sage? Bin ich krank, weil ich verrückte Sachen in Bücher schreibe? Bin ich krank, weil ich mich ständig albern verhalte? Hm? Noch weitere Vorschläge?

Das ist, denke ich, anders:

Erst mal würde ich es als Lernerfolg einordnen, wenn ich meine Verhaltensweisen nicht ständig bewerte. Das ist nicht gut, weil sich jeder Mensch mal albern, leise, zurückgezogen, aufgeschlossen, mutig, schüchtern, reizbar, wütend, empathisch, launisch, träge, voller Tatendrang und wie auch immer verhält.
Als ich in der Pflegefamilie war, war das aber alles gefundenes Fressen, dass mich meine Pflegemutter ständig danach bewertet hat. Egal wie ich mich verhalten habe, das hat sie analysiert und mich als Objekt ihrer Zwecke behandelt. „So kann ich aber nicht sein, das hat sie mir immer zu verstehen gegeben!" Es hat in mir nichts weiter als ein enormes Schamgefühl ausgelöst. Und ein Schuldgefühl, wenn ich mich nicht so verhalten habe, wie meine Pflegeeltern es für ansehnlich gehalten haben.
„Was sollen denn die anderen über dich denken?" Vielleicht sollte es so etwas wie

eine Aufforderung werden, mein Verhalten zu reflektieren. Ja, das mache ich gerade schriftlich und ohne Stress.
Nur weil die jemanden brauchten, wie mich als Spielfigur, können die ja nicht behaupten, dass mein Verhalten falsch ist, wenn ich mich wie alle anderen Menschen verhalte. Nur als Kind konnte ich noch keinen so guten Abgleich schaffen, dass ich so bin wie jeder andere Mensch. Nur eben einzig und nicht artig.
Denn ich würde auch nicht zu mir sagen, dass ich krank bin, sondern dass mich Dinge stark belasten. Klingt nicht so hart. Mich belasten Sachen, wie zum Beispiel Flashbacks, oder Gedankenkreisen, Essanfälle, selbstverletzendes Verhalten, Suizidgedanken, Panikattacken, Ängste, Albträume, Anspannung, Unruhe etc.
Aber zeigt das nicht einfach nur, dass ich auf bestimmte Erlebnisse in meinem Leben mit einem bestimmten funktionellen Verhalten reagiert habe und reagiere und sich das andere zum Nutzen gemacht haben, um

mich damit kaputt zu machen. Meine Pflegemutter hat mir wehgetan.

Ergebnis:
Jeder Mensch reagiert mit einem funktionellen Verhalten auf bestimmte Erlebnisse. Das heißt noch lange nicht, dass ein Mensch als krank angesehen werden muss.

Bestimmte Erlebnisse können unser Verhalten beeinflussen. Je nach Stärke einer Wesensänderung kann uns diese belasten oder helfen. Im Falle einer prägenden Störung, über einen langen Zeitraum, können die Symptome Körper und Psyche krank machen.

Die offenen Bereiche der Krankenhäuser

Es ist ein deutlicher Unterschied, eingesperrt zu sein oder noch einen Teil seiner Freiheit zu behalten. Ich kann auch mal etwas Positives schreiben, wo nicht jedem Leser gleich die Motivation flöten geht, sich jemals wieder stationäre Hilfe zu suchen.
In Band 3 habe ich über meine Zeit als Straßenhure und Puffnutte geschrieben. Nach der Zeit hatte ich eine komplett ausgeprägte PTBS – Posttraumatische Belastungsstörung. Alle Kriterien wurden erfüllt. Ich suchte mir eigenständig Unterstützung. Ein kluges Verhalten legte ich an den Tag. Erst bekam ich einen Platz auf der Geschlossenen. Da war ich schon recht häufig. Dort stellte ich denen ein Ultimatum: Entweder ich bekomme Therapie oder ich entlasse mich. Da ging es plötzlich ganz schnell, dass ich verlegt werden konnte. Die Station gefiel mir. Ich bemühte mich,

an dem Therapieprogramm teilzunehmen. Ich bekam 1 x in der Woche ein Gespräch. Ich war über 2 Monate da. Aber ich hatte vorher ein halbes Jahr ambulant eine sehr direkte, sympathische, humorvolle und wunderbare Psychotherapeutin gefunden und durfte illegal mit ihr im Kontakt bleiben. Den Kontakt habe ich bis heute noch mal mehr und weniger zu ihr.
Zusätzlich der stationäre Aufenthalt. Ich fühlte mich unterstützt. Mir gab die junge Therapeutin in der Klinik ein schönes Bild. Sie kann mir helfen zu erklären was ein Pflaster ist. Wie man damit umgeht. Sie kann mir auch helfen, es auf die verletzte Stelle zu kleben. Aber fühlen kann nur ich den Schmerz. Das Fühlen und Aushalten liegt bei mir.
Die Psychologin half mir. Mir fiel es ganz schwer, mich ihr zu öffnen und zu reden. Und meine Verlustängste waren stärker da, als früher. Aber sie verstand mich. Zumindest kam es so bei mir an. Mitgefühl konnte sie sehr gut zeigen. Sie ging validierend

auf meine Gefühle ein. Und sie erkannte mein Problem. Sie fragte mich, ob ich den Tod meiner Mama betrauert hätte. Ich sagte halbwegs ja, aber war nur ein bisschen ehrlich. Den Schmerz an Wut habe ich, denke ich, viel zurückgehalten. Mitleid statt Mitgefühl bekam ich viel. Und glücklich war ich immer. Aus meinem jetzigen Sarkasmus heraus denke ich immer, es ist doch toll, dass Mama tot ist. Ich hatte durch meine Pflegemutter den Knacks weg, glücklich zu sein, weil ich so starke Existenzängste hatte. Wenn ich glücklich bin, dann passiert mir nichts. Aber ich bin traurig, weil meine Mama tot ist. Und bei traurigen Sachen werde ich abgelehnt. Also muss ich glücklich sein. Es ist nicht richtig, traurig zu sein. Und so kam die verdrehte Verbindung.

Solche Schuldgefühle plagen mich.

Zurück zum Thema. Wir konnten aber einen guten Therapieerfolg erzielen. Zusammen mit meiner ambulanten Therapeutin kam ich geplant noch 3 Monate am

Stück in eine Suchtreha. Also 5 Monate stationäre Therapie. Da kann man sich doch nur noch wie ein Klapsenkind vorkommen. Andere mit 22 Jahren haben Ausbildungen abgeschlossen. Arbeiten, haben ihre erste Familie gegründet. Und ich hänge meilenweit zurück. Habe nichts an Arbeitsnachweisen und so weiter.

In der Suchtreha gefiel es mir eigentlich recht gut. Eine Klinik mit 100 Frauen. Die Therapieangebote halfen mir ein bisschen weiter. Den Kreativraum mochte ich am liebsten. Dort habe ich mich sicher gefühlt. An den Wänden waren Kunstwerke gemalt. Und da machte mir das Malen riesigen Spaß. Die Gruppen, die themenspezifisch waren, da konnte ich lernen. Aber es half mir eher wenig. Ich denke doch eh den ganzen Tag und reflektiere alles hin und her. Da fällt es mir leicht. Wütend war ich da eher. Ich wurde so oft alleine gelassen und stand da mit meinen Ängsten. Da habe ich schon aus meinem gesunden Anteil eigene Selbsthilfestrategien entwickelt.

Und dann wollen die mir das vermitteln, was ich mir von selbst angeeignet habe und ich bin dann noch das kranke zu behandelnde Objekt. Und mit dieser Wut bin ich dann wieder alleine. Anstatt dass die mir ein Gefühl geben, dass ich mal eine Sache richtig gemacht habe. Aber es geht ja nicht. Weil wir in einer Gruppe sind und zu wenig Kapazitäten an Individualität geboten waren.

Ich denke, es ist wichtig, wenn ich genau solche Gedanken und Gefühle auszusprechen lerne.

Das Angebot war vielfältig. Einen kleinen Fitnessraum gab es und ein kleines Schwimmbad. Arbeitsmöglichkeiten in der Küche, Garten oder Büro standen zur Verfügung. Dreimal in der Woche Gruppentherapie und 1 Einzeltermin. Viel Programm. Mit den anderen Patienten kam ich überwiegend gut aus. Die akzeptierten mich aber.

In der Reha kam ich mit der Einzeltherapeutin nicht klar. Das schadet einem Patienten, wenn man sich einer Person anvertrauen soll, mit der man nicht auf einer Wellenlänge unterwegs ist. Das tat mir dort am meisten weh. Und ich habe es gesagt, die Psychologin wechseln zu wollen. Und es ging nicht. Jedenfalls wurde meine Frustrationstoleranzgrenze trainiert.

Es waren ganz gute 3 Monate an sich. Noch mal habe ich diese Form von Hilfe aber nicht gebraucht. Und auch nicht gewollt.

Danach bin ich direkt ins Betreute Wohnen gezogen. Wie ich mich hier bisher entwickelt habe, da könnte ich Band 5 verfassen. Wo ich zu dem Zeitpunkt stand, wo ich hier eingezogen bin und es Jahre bei mir gedauert hat, bis ich hier den Betreuern vertrauen konnte. Und jetzt hier so langsam immer besser ankomme und mich wohlfühle. Und hier erlebe ich es als förderlich, dass alle wollen, dass es mir hier gut geht. Erst habe ich es ein wenig bereut, Rückschritte von einer eigenen Wohnung zu machen. Aber mit den Rückschritten habe ich hier bisher mehr Fortschritte machen können. Wenn ich es zulasse, diese auch sehen zu wollen.

Aber erst mal genug davon.

Traumakompetenzzentrum

Noch habe ich Erfahrungswerte zum Mitteilen. Ich war 2 x schon in dieser Klinik. Ich beschloss, eine Klinik zu finden, wo ich neutral beurteilen konnte, ob es mir hilft oder nicht. Aus dem Beweggrund, mir helfen lassen zu können, an dem Trauma aus meiner Kindheit zu arbeiten. Die Einzeltherapeuten sind sehr gut dort. Im Allgemeinen ist es eine sehr schöne Klinik.
Was kann ich euch als meinen Lesern, denn darüber berichten?
Der erste Aufenthalt für mehrere Wochen. Zu dem Zeitpunkt ging es mir recht gut. Ich habe mich vom Ambiente her sehr wohl gefühlt. Der erste Eindruck war nicht, dass ich dachte, ich sei in einem Krankenhaus. Ich hatte bei beiden Aufenthalten ein Einzelzimmer. Von dem Therapieangebot war ich sehr zufrieden. Es gab Gruppenangebote wie eine Suchtgruppe, Skillgruppe, Sportprogramm, Gruppentherapie und Einzelstunden bei einer Psychologin. Dort

werden auch Essstörungen behandelt. Mir hat der Aufenthalt schon weitergeholfen. Ich hatte Abstand zum Alltag und konnte für mich selber vieles reflektieren. Ich wurde von den Pflegern bestärkt und traute mich ein wenig, mich zu zeigen. Ich schrieb viele Sachen auf und arbeitete vorbildlich mit. Mir ging es gut dort. Ich war beeindruckt, wie professionell die dort vorgingen. Ein himmelweiter Unterschied zu sonstigen dahergesagten Hilfestellungen, die ich mir schon angehört habe. Also das kann ich nur empfehlen, sich in so einer Art und Weise Hilfe zu suchen. Das ist eine offene Klinik. Natürlich auch mit Regeln. Zum Beispiel sind dort einige herausgeflogen, wenn bestimmte Regeln nicht eingehalten worden sind. Schon bei dreimal nicht pünktlich bei der Temperaturmessung zu sein, könnte einen Rauswurf bedeuten. Da sind die sehr konsequent gewesen. Aber halt auch entgegenkommend, wenn man mit denen im Gespräch war.

Mir fiel es wie immer schwer, mich je-

mandem zu öffnen. Für einige ist so eine Strenge sinnvoll. Mich hat es eher eingeschüchtert. Und ich hatte einen sehr hohen Erwartungsdruck, alles bloß richtig machen zu müssen.
Ich war zwar in dem Krankenhaus, aber ich funktionierte wie eine Marionette. An meine Emotionen sind wir nicht so gut rangekommen. Das war alles noch zu bedrohlich für mich. Mir war die Angst im Nacken, wenn ich hier einen Gefühlsausbruch haben sollte, dann werde ich bestimmt eingesperrt. Da sieht man jetzt schon im Nachhinein, dass ich ganz schön abgeschreckt von geschlossenen Stationen bin und es fatale Auswirkungen hat. Die mich daran gehindert haben, Vertrauen zu können.
Dort gab es eine Regel. Alle die Schnittwunden an den Armen haben, sollen sich langärmelige Sachen anziehen. Das wurde mir erklärt, dass ich damit Verantwortung übernehmen würde. Habe ich aber nicht kapiert. Und wollte es auch gar nicht verstehen. Warum soll ich bei 30 Grad im

Sommer lange Sachen tragen?
Viele empörte das. Weil somit versteckte ich Erlebnisse, wo ich das Gefühl habe, mich dafür schämen zu müssen. Was kann ich denn dafür, dass meine Mama tot ist und ich in eine blöde Pflegefamilie kam. Ich hätte mir auch Drogen reinziehen können. Dann wäre der Schaden an meiner Haut nicht da. Schlimme Erlebnisse verursachen in den meisten Fällen schlimme Reaktionen. Damit leugnet man doch bloß, dass Vergewaltigungen präsent sind. Dass Menschen sterben. Und warum, soll ich da mitmachen und meine Arme verdecken? Ich sehe das nicht ein. Die Narben gehören alle zu mir und erzählen Geschichten.
Im Allgemeinen habe ich mich unsicher und auch sehr fremd in der Klinik gefühlt. Auch wenn sie noch so gut war.

Bei dem zweiten Aufenthalt dort steckte ich total in einer Krise. Ich zog mich total zurück. Machte alles mit mir selber aus und fühlte mich erst recht alleine. Die positiven Erfahrungen wandelten sich ein wenig in düstere Gewitterwolken um. Ich weinte viel. Mir war klar, dass ich nicht dieselbe Therapeutin bekommen könnte, weil diese im Jahr davor schwanger war und dann jetzt halt in Mutterschutz ist. Somit müsste ich wieder von vorne anfangen zu erzählen. Wieder eine fremde Person und verteilte Informationen über mich. Ich mach mich ganz nackig. Meine Seele ist unbekleidet und angreifbar.

Das ist zwar einerseits gut für den Therapeuten, weil der die wunden Punkte reparieren kann, aber nicht toll, wenn man in seinem Vertrauen enttäuscht wird. Dann zieht man sich doch eher warm an.

Somit war der Therapieerfolg gefühlt gleich null.

Ich wollte einfach nur nach Hause. Aus Angst, dass mir Vorwürfe gemacht werden können, zog ich den zweiten Aufenthalt eben durch. Jetzt kann mir keiner sagen, ich hatte Hilfe verweigert.

Ich habe die ganze Sache mal umgedreht. Warum soll ich mich dafür schlecht fühlen, wenn ich mitarbeite. Was kann ich denn dafür, wenn ich schon gute, ausgebildete Menschen vor mir habe und mir nicht gut genug geholfen wird. Die sind die Versager und nicht ich. Ich habe keine Ahnung von Psychologie und auch kein Studium. Ich habe das, was ich gefühlt und erlebt habe. Daraus ziehe ich, wie jeder andere Mensch auch, meine Schlüsse.

Kinder- und Jugendpsychiatrie

In Band 1 habe ich etwas darüber aufgeschrieben. Deswegen will ich gar nicht alles wiederholen. Wobei es ja gar nicht schlimm ist, weil dann kann man die beiden Bücher unabhängig voneinander lesen. Einen Tag bevor ich von meiner Pflegemutter dort hingebracht worden bin, lief ich von dort weg. Ich kann mich noch an die enorme Anspannung erinnern. Aber ich will gar nicht alle Teile meiner Biografie hier einbringen, sondern mich auf die Gefühle innerhalb einer Psychiatrie fokussieren. Als ich dort ankam, wurden Gespräche mit mir geführt. Ich war 13 Jahre und zu der Zeit sehr labil. Das was mich erschrocken hat, überstieg meine Verarbeitung dieser Erlebnisse. Ich war viel traurig und verwirrt. Den Verlust, den ich mal eben so versucht habe wegzustecken, gelang mir nicht. Es war aber echt gemein, dass ich mich nicht so ausdrücken könnte, wie es mir ging. Mein Misstrauen war riesig. Mir

fehlten die Worte. Noch wusste ich etwas davon, dass man über seine Sorgen und Probleme auch reden kann.
Der Moment als ich dort ankam. Meine Pflegemutter brachte mich noch mit auf die Station. Wir schauten uns ein wenig um und redeten mit den Pflegern. Als sich meine Pflegemutter von mir verabschieden wollte, stand ich in der Küche wie angewurzelt da. Mir war zum Weinen zumute. Meine Emotionen konnte ich aber nicht weiter zulassen. Ich sagte nebenbei tschüss. Ich wusste nichts mehr. Ich habe wohl irgendeinen Zustand abgespalten, weil ich mich selber von außen betrachten konnte. Ich stand im wahrsten Sinne des Wortes neben mir. Ich sah, was ich anhatte. Einen Frauenpullover mit kleinen rosa Pünktchen. Eine dunkelblaue Jeans. Und der Schmerz war wie weggeblasen, als ich mich selbst so betrachtet habe.
Aus meinem Zustand gerissen, wurde ich darum gebeten, mich doch mit an den Tisch zu setzen. So kam ich da an. Eine

Julia, welche ich nicht mehr war.

Es war einfacher, mich über mein Verhalten auszudrücken. Mit den anderen Kindern in der Psychiatrie fühlte ich mich gut. Ich war nicht alleine mit zerschnittenen Armen und einem Gefühlschaos. Untereinander konnten wir uns austauschen. Ich hatte da das Gefühl, dass es mir mehr geholfen hat, unter Leuten zu sein, die gerade selber in einer Krise sind, als dass die fremden Erwachsenen zu mir durchdringen konnten. Die haben mich vollgestopft mit vielen bunten Pillen. Wir haben uns zusammengetan und uns animiert, uns zu verletzen. Bei Ausflügen habe ich nur geklaut und ich durfte 3 Monate nicht nach draußen, weil ich keine Fortschritte gemacht habe. War mir aber so was von egal. Mir ging es richtig schlecht innerlich, wusste aber nicht, wie ich mir selber helfen kann.

Ich hatte noch nicht die besten Strategien entwickelt, mit Schicksalsschlägen zurechtzukommen. Das Therapieprogramm war aber gut für mich. Ich machte überall mit. Wir hatten Schwimmen, Draußenzeit – in die Stadt gehen als Gruppe, Schule, Wäschezeiten, vorgeschriebene Duschzeiten, Teilnahme an den Mahlzeiten, Einzeltherapie – wo mein Mund immer wie zugeklebt war. Es gelang mir nicht, über etwas zu reden. Sport hatten wir auch auf dem Programm und Freizeit.

Mir tat es an sich gut, dort zu sein. Besser als in der Pflegefamilie. Ich kam nicht nach 3 Monaten zurück. Durch Suizidäußerungen kam ich noch für einen Monat zum ersten Mal in eine geschlossene Klinik. Wenn ich jetzt zurückdenke, dann schäme ich mich irgendwie dafür.

Das Schönste, was ich da bei meiner Ankunft erlebt habe, dass ein Junge aus der Nachbarschaft auch dort war. Ich kannte dort jemanden, was dort gar nicht so üblich war, dass man auf jemanden trifft, den man kennt.

Was ich zu der KJK nicht sagen kann. Da lautet die formale Begrüßung unter Patienten: „Ach, du bist auch wieder hier!"

Jedenfalls gab mir der Junge einen unglaublich guten Rückhalt. Auch wenn wir nicht so viel miteinander machten, aber wir redeten miteinander und hielten uns gegenseitig.

Auf der Station waren die Regeln härter. Mir wurde alles abgenommen. Deo zum Sprühen braucht man nicht. Man darf dort auch stinken. Ich wollte eigentlich lieber zurück in die andere Klinik. Das überforderte mich zusätzlich. Wieder ein Abschied. Immer neue Menschen. Immer wieder bin ich fremd und keiner kennt mich wirklich. Sehr einsam in mir selbst blieb ich ein stummer Beobachter.

Ich sog die Eindrücke auf, aber mit wem kann ich später darüber reden? Als Kind habe ich mich so geschämt für alles. Mein Selbstwertgefühl nahm keinen guten Verlauf.

Die Tabletten wurden alle abgesetzt. Somit musste ich auch noch mit Entzugserscheinungen dort klarkommen. Ich hatte keine Ahnung von Alkohol, Drogen, Zigaretten.

Von dem Entwicklungszustand war ich wohl noch im Kleinkindalter stehen geblieben. Ein Baby mit 13 Jahren. Wobei ich nur Kommunikationsprobleme hatte und eine riesengroße Angst vor allem und jedem. An den Fenstern in den Zimmern, waren Gitterstäbe. Ich war eingesperrt. Abgeschottet in irgendeiner Welt. Unter den Verrückten, die eigentlich nur die Symptomträger sind, von dem, was in der Gesellschaft schiefläuft. Die, die aber dennoch blöde angeschaut werden, wenn es heißt: „Ich war schon mal in der Klapse."
Auf dem Programmzettel stand in der Station Schule, Küchendienst, Snozelraum – ich müsste da reingehen, ob ich wollte oder nicht, Tanzgruppe und bei Glück kam ich mal mit anderen nach draußen.

Meine Pflegemutter setzte sich für mich ein. Die habe ich schon ganz vergessen, so beschäftigt war ich mit dem Programm dort. Die Besuche gingen. Einerseits ist es ja schön, besucht zu werden, aber andererseits zerriss es mich. Verwirrter und mit so vielen Gefühlen, blieb ich einsam. Keiner tröstet mich. Ich funktionierte optimal. Man hätte mich auch gut ans Fließband stellen können, wie einen Roboter.

Ich kam nach einem Monat zurück zu den Monstern, die mich mit 11 aufgenommen hatten. Zumindest hatte ich mein Zimmer. Das war das Beste. Ich hatte Ruhe und konnte mich zurückziehen. Eine überglückliche Julia kam zurück. Ich war so fertig mit der Welt. Schule ging mir am Arsch vorbei. Aber die kamen mir sehr gut entgegen. Ich bekam die Noten aus dem Halbjahr davor. Und wurde in die 7. Klasse versetzt.

Die Zeit nach der Klinik war auch nicht so toll, wie ich später erlebt habe. Ich hatte nachts totale Albträume. Ich wachte jede Nacht völlig fertig auf, weil ich dachte, ich muss wieder weg. Mein Gehirn war permanent in Alarmbereitschaft. Traue niemandem mehr. Die geben dich wieder weg. Das gelernte Muster von früher habe ich

bis heute fortgesetzt. In vielen Fällen trug ich ja dazu bei, dass ich eine nicht mehr tragbare Person bin. Keiner hilft mir, den inneren Konflikt mit mir auszuhalten. Immer wenn's schwierig wird, muss ich weg. Da ich das aber weiß und für mich klar habe, kann ich selbst dagegensteuern und mir sagen: „Das ist vorbei. Ich brauche mich nicht mehr so zu verhalten und andere wollen mich hier haben." Da so was nur durch Provokationen getestet werden kann, um wirklich zu wissen, ob das stimmt, habe ich es teilweise ausprobiert. Man kann mir ja sonst was erzählen. Woher soll ich denn jemandem glauben. Weil das, was man tut und das was man sagt, einen großen Unterschied machen kann.
Jetzt endet die kurze Story einfach so. Aber alles endet einfach mal. Ohne weitere Schilderungen. Wobei ich noch schreiben wollte, wie es weiterging. Ich ging zur Schule und ich hatte den Ort als schön empfunden. Ich ging gerne zur Schule. Dort lernte ich und war fleißig. In der Pfle-

gefamilie hatte ich immer gespürt, dass ich angespannt bin. Ich verletzte mich echt oft. Das Verhalten half mir einigermaßen gut, mit meiner gestohlenen Jugendzeit zurechtzukommen. Die Albträume wurden in anderer Form zu meiner Realität. Meine Pflegemutter hat es echt übertrieben, mich als Psychoobjekt zu behandeln. Sie wertete alles aus. Warum hat sie mir keine Medaillen geschenkt: Weltbestes Psychokind?
Darunter habe ich, bis ich 18 war, echt gelitten. Ich wurde gezwungen, eine Therapie zu machen, die mir schadete. Ich habe mich nicht wie ein normaler Teenager entwickeln dürfen. Und habe bis heute einen Knacks weg.

Mein eigenes Definitionsnachschlagewerk

Verrückt =
Als Verrückt verstehe ich eine abweichende Weise in Charakterzügen und oder Verhaltensebenen.

Normal =
Das Wort normal kann situationsbedingt in einer Gruppe und Gemeinschaft angewendet werden. So wie sich alle um einen selbst herum verhalten ist in der Situation normal, weil Menschen anpassungsfähig sind. So kann das Normale überall anders normal sein. Die Spannweite ist dehnbar. Aber so ist jeder Mensch normal.

Psychisch krank =
Die Psyche zeigt ein Leiden, das Probleme verursachen kann und ein für sich passender Umgang damit gefunden werden sollte. Eine Erkrankung, die nicht sichtbar ist. Die Ausprägung ist komplex. Ich bin psychisch

krank, weil ich traumatische Erfahrungen machen musste. Meine psychische Erkrankung ist gekennzeichnet von bestimmten Merkmalen. Darunter zählen, Selbstverletzung in verschiedenen Formen, ein zerstörtes Selbstwertgefühl, eine verzerrte Wahrnehmung von Realität und eigenen Gedanken, Gefühlen, Erinnerungen. Suizidgedanken, zum Beispiel bei Panikattacken, Ausschalten von einer gesunden Gefahreneinschätzung, unspezifische Ängste, hohe Anspannung – die unerträglich sein kann, Schwankungen in Beziehungen – instabile Freundschaften mit Ablehnen und nicht mehr alleine sein können, impulsive Neigungen, etc.

Krank =
Unter dem Begriff krank verstehe ich, dass es okay ist, Bettruhe einzuhalten. Zum Beispiel bei grippalen Infekten. Eine Anstrengung für den Körper. Krank assoziiere ich rein auf körperliche Beschwerden.

Verhalten =
Verhalten ist ein Setzen von Zeichen auf nonverbaler Ebene. Verhalten ist änderbar.

Entwicklung =
Eine Grundursache lässt eine Idee bei der tatsächlichen Umsetzung in einen Prozess umwandeln, der ein gültiges oder weiter formbares Ergebnis zur Folge hat.
So sind chemische Prozesse im Körper zur Emotionssteuerung ein Teil von Entwicklung. Umwelteinflüsse die mit entscheiden, welche Persönlichkeitseigenschaften ausgeprägt werden können und ein ständiges Abschließen von gelernten Fähigkeiten, wie das Aufnehmen von weiteren Möglichkeiten.

Symptomträger =
Symptomträger sind die, die auf Fehlverhalten der Gesellschaft, Familie, Symptome austragen und damit Zeichen senden, dass etwas nicht gut läuft. Wenn man denen Gehör schenkt, kann man von denen

lernen und Fehlursachen ändern. Nur das passiert so selten.

Infantil =
Verhalten sich Erwachsene wie Kinder, nennt man das infantil.

Erwachsen =
Wenn ich den Sinngebrauch des Wortes analysiere, dann ist die Bedeutung dessen im eigentlichen Begriff schon vorhanden. Erwachsen. Die Bereitschaft und Motivation zur Energieaufwendung am Interesse für sich selber, wachsen zu wollen.

Dieses Buch ist:
Wahnsinnig/vernünftig/absolut/verrückt.

Darauf kann geachtet werden beim Aussuchen einer Klinik:

- Es ist immer gut, sich zu überlegen, wo ich hin will.
- Übernimmt die Krankenkasse/Rentenversicherung etc. die Kosten?
- Es ist empfehlenswert mehrere Kliniken zu kennen. Keine Scheu, Neues auszuprobieren.
- Was ist mein Behandlungsschwerpunkt? Setze Prioritäten darin, weil die Spannweite von Behandlungsmethoden vielseitig sein kann, aber es kann sich auch verfehlen, im Kernproblem.
- Fühle ich mich bereit dazu, mir helfen zu lassen. Möchte ich etwas verändern und stimmt die Klinik mit mir überein, mir auch helfen zu können?
- Ist es wirklich notwendig, in eine Klinik zu gehen? Ich denke mir da

mittlerweile, wenn ich noch Selbsthilfekapazitäten habe und es nicht unbedingt sein muss, dann lass es lieber sein. Was aber jeder für sich selbst und situationsbedingt einschätzen muss.

- Wie reagiert mein Umfeld? Können die damit umgehen?
  Suche Rat, aber lasse dich nicht beeinflussen.
- Mache eine Pro- und Kontra-Liste.
- Kennen andere die Klinik?
- Handelt es sich um die Einweisung von Kindern und Jugendlichen oder Erwachsenen? Wenn ein Kind oder Jugendlicher eingewiesen werden soll, dann ist jede Menge Fingerspitzengefühl gefragt.
- Informiert euch über eure Rechte als Patient. Sagt Nein, wenn ihr Sachen nicht wollt.
- Versucht, dem Ganzen eine Chance zu geben, wenn ihr unsicher seid.
- Lasst euch von niemandem zwin-

gen. Eine Therapie ist etwas Freiwilliges.

Offenes Ende

Jetzt habe ich ja jede Menge an Seiten zusammengeschrieben. Ich habe mich für ein offenes Ende in diesem Buch entschieden, weil ich finde, dass es wichtig ist, dass jeder sich eine eigene Meinung zu Krankenhäusern bilden sollte. Ich habe Erfahrungen als Anhaltspunkte geliefert und konnte mich endlich mal ausschreiben, und bin den Kram „los". Dass meine Zerrissenheit einen Platz im Buch hat und ich es alles beiseite tun kann.

Vielleicht kann ich manchen die Augen öffnen oder auch der Gesellschaft zeigen, dass wir achtsamer miteinander umgehen sollten. Jetzt fange ich hier schon mit Provokationen an.

Ich denke, es ist gut, dass wir Kliniken haben, sonst hätte ich kein Buch darüber schreiben können. Wenn nicht darüber, dann wäre es halt was anderes geworden, aber ich hoffe, ihr wisst, was ich meine.

Bildet euch einen Standpunkt, teilt eure Erfahrungen und genießt die Zeiten, in denen es euch gut geht.

Tschüss
Bis zu den News

Mehr von Julia Zeiss bei DeBehr

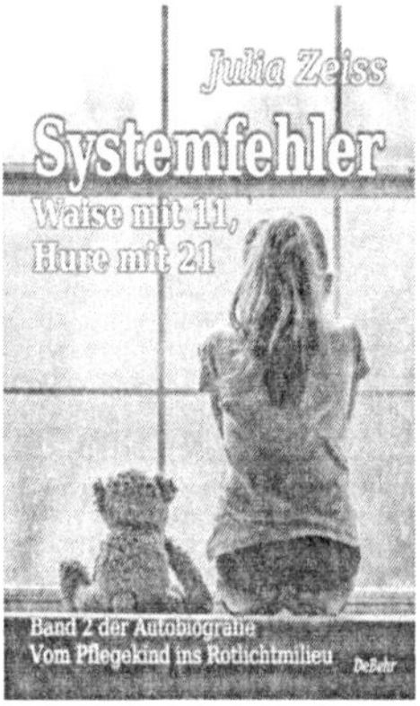

Der Tod meiner Mutter riss ein Loch in meine Seele, das nie wieder heilte. Und niemand verstand mich. Seitdem fühlte ich mich als Fehler im System. Ich habe versucht, diesen Verlust auf vielfältige Art zu überwinden. Fast wäre ich dabei selbst gestorben. Die kleine Julia verliert ihre Mutter und gerät in die Mühlen der amtlichen Vormundschaft. Unverstanden von der Pflegefamilie, verlacht von Mitschülern leidet sie still, denn zu trauern bedeutet Ablehnung von denen, die nun ihr neues Zuhause sein sollen. Das Martyrium hält Jahre an. Um den Schmerz zu betäuben, flieht sie eines Tages ins Bordell… Die Autobiografie eines entwurzelten, misshandelten Kindes.

ISBN: 978-3-95753-732-4

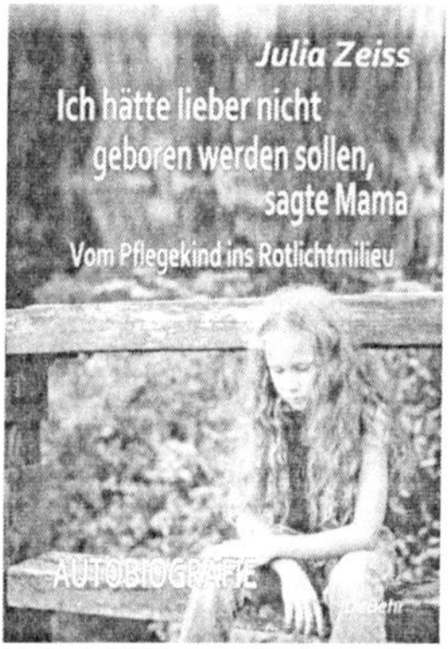

Mama gab mir ihre letzten Worte mit auf den Weg: "Es wäre besser gewesen, wenn es dich und deinen Bruder nie gegeben hätte!" So etwas sagten bestimmt nur Mütter, die zu lange an Krebs litten, und nicht, weil sie schlechte Mütter waren, hoffte ich inständig. Und dann war Mama tot. Bald darauf bekam ich genau eine Stunde, um zuhause meinen Koffer mit meinem alten Leben zu packen. Meine neuen Pflegeeltern waren wenig mitfühlend. Wie der letzte Dreck am Straßenrand, der es nicht einmal wert war, aufgefegt zu werden, so fühlte ich mich jahrelang ...

Die kleine Julia ist gerade einmal 11 Jahre alt, als ihre Mutter den jahrelangen Kampf gegen den Krebs verliert. Das Mädchen kommt in eine Pflegefamilie, fühlt sich dort wie ein Fremdkörper, wie ein fünftes Rad am Wagen. Kindheit und Jugend werden durch Trauer und Trostlosigkeit bestimmt. Dann gerät sie ins Rotlichtmilieu, erlebt brutale Abgründe. Und wird fast ermordet. Was kann ein Mensch ertragen, ohne endgültig zu zerbrechen? Die Autobiografie eines entwurzelten, misshandelten Kindes.

ISBN: 978-3-95753-693-8

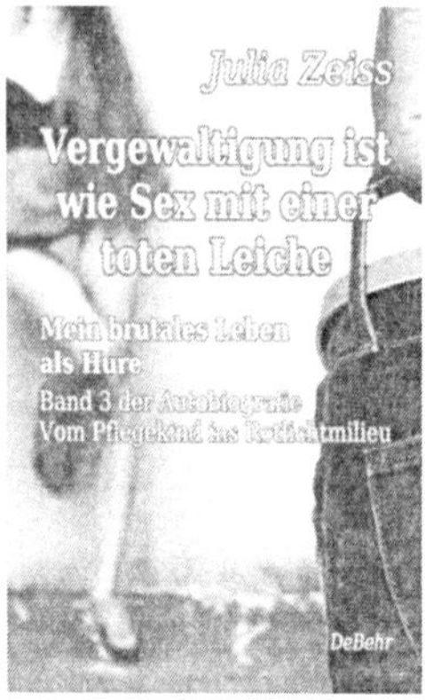

Der Tod meiner Mutter riss ein Loch in meine Seele, das nie wieder heilte. Ich habe versucht, diesen Verlust auf vielfältige Art zu überwinden. Fast wäre ich dabei selbst gestorben.

Die kleine Julia verliert ihre Mutter, als sie gerade einmal 11 Jahre alt ist. In der Pflegefamilie, in der sie später aufwächst, sind Geborgenheit und Liebe Fremdwörter. Als sie Jahre später ins Rotlicht abtaucht, erhofft sie sich die Anerkennung der Freier. Doch das Geschäft ist schmutzig und hart. Eines Tages wird sie brutal vergewaltigt.

Die erschütternde Autobiografie eines entwurzelten, misshandelten Kindes.

ISBN: 978-3-95753-9311